Inhaltsverzeichnis

EINFÜHRUNG

Prostatakrebs ist der am zweithäufigsten diagnostizierte Krebs bei Männern, nur Krebs hinter der Haut. Allein im Jahr 2018 wurden weltweit fast 1,3 Millionen neue Fälle von Prostatakrebs gemeldet. Prostatakrebs schreitet tendenziell langsam und weniger aggressiv voran als viele andere Krebsarten. Wenn Sie Prostatakrebs im Frühstadium erkennen, sind die Überlebenschancen sehr hoch. In den Vereinigten Staaten liegt die 5-Jahres-Überlebensrate bei Prostatakrebs bei nahezu 98 Prozent. Prostatakrebs kann in vier verschiedene Stadien eingeteilt werden, je nachdem, wie weit er fortgeschritten ist. Im ersten Stadium betrifft der Tumor nur Ihre Prostata und hat sich nicht auf andere Gewebe ausgebreitet. Im vierten Stadium hat sich der Tumor auf das Gewebe über die Prostata hinaus und möglicherweise auf entfernte Körperteile ausgebreitet. Dieser Leitfaden wirft einen genaueren Blick auf die verschiedenen Stadien des Prostatakrebses. Es wird auch die gesamte Terminologie aufgeschlüsselt, die Sie über diese Phasen verstehen müssen. Außerdem werden Sie mit nährstoffreichen Mahlzeiten vertraut gemacht, die Sie in Ihre tägliche Routine integrieren können und die Ihnen dabei helfen können, mit der Behandlung Fortschritte zu machen. Lesen Sie weiter, um mehr über den Zusammenhang zwischen Ernährung und Prostatakrebs zu erfahren.

KAPITEL EINS

Was ist ein Krebs ?

Krebs ist eine Krankheit, bei der einige Körperzellen unkontrolliert wachsen und sich auf andere Körperteile ausbreiten. Krebs kann fast überall im menschlichen Körper entstehen, der aus Billionen von Zellen besteht.

Normalerweise wachsen und vermehren sich menschliche Zellen (durch einen Prozess, der Zellteilung genannt wird), um je nach Bedarf des Körpers neue Zellen zu bilden. Wenn Zellen alt werden oder beschädigt werden, sterben sie ab und neue Zellen treten an ihre Stelle. Manchmal bricht dieser ordnungsgemäße Prozess zusammen und abnormale oder beschädigte Zellen wachsen und vermehren sich, obwohl sie es nicht sollten. Diese Zellen können Tumore bilden, bei denen es sich um Gewebeklumpen handelt. Tumore können krebsartig oder nicht krebsartig (gutartig) sein.

Krebsartige Tumoren breiten sich in benachbarte Gewebe aus oder dringen in diese ein und können an entfernte Orte im Körper wandern, um dort neue Tumoren zu bilden (ein Prozess, der Meta genannt wird). bleibt). Krebsartige Tumoren können auch als bösartige Tumoren bezeichnet werden. Viele Krebsarten bilden solide Tumoren, Blutkrebserkrankungen wie Leukämien bilden jedoch im Allgemeinen keine Tumoren. Gutartige Tumoren breiten sich nicht in umliegendes Gewebe aus und dringen nicht in dieses ein. Nach der Entfernung wachsen gutartige Tumoren normalerweise nicht nach, während bösartige Tumoren manchmal schon nachwachsen. Gutartige Tumoren können jedoch manchmal sehr groß sein. Einige können schwerwiegende Symptome verursachen oder lebensbedrohlich sein, wie zum Beispiel gutartige Tumoren im Gehirn.

Ein Krebs ist ein abnormales Zellwachstum (normalerweise ausgehend von einer einzelnen abnormalen Zelle). Die Zellen haben ihre normalen Kontrollmechanismen verloren und sind daher in der Lage, sich kontinuierlich zu vermehren, in benachbarte Gewebe einzudringen, in entfernte Teile des Körpers zu wandern und zu fördern Dies ist das Wachstum neuer Blutgefäße, aus denen die Zellen Nährstoffe gewinnen. Krebsartige (bösartige) Zellen können sich aus jedem Gewebe im Körper entwickeln.

Wenn Krebszellen wachsen und sich vermehren, bilden sie eine Masse von Krebsgewebe – einen sogenannten Tumor –, der in normale angrenzende Gewebe eindringt und diese zerstört fragt. Der Begriff Tumor bezieht sich auf ein abnormales Wachstum oder eine abnormale Masse. Tumoren können krebsartig oder nicht krebsartig sein. Krebsartige Zellen aus der primären (ursprünglichen) Stelle können sich im ganzen Körper ausbreiten (metastasieren).

Das Studium des Krebses, auch Onkologie genannt, ist die Arbeit unzähliger Ärzte und Wissenschaftler auf der ganzen Welt, die in der Anatomie Entdeckungen gemacht haben Physiologie, Chemie, Epidemiologie und andere verwandte

Bereiche haben die Onkologie zu dem gemacht, was sie heute ist. Technische Fortschritte und das immer größere Verständnis von Krebs machen dieses Gebiet zu einem der sich am schnellsten entwickelnden Bereiche der modernen Medizin e.

Der Zuwachs unseres Wissens über die Krebsbiologie hat zu bemerkenswerten Fortschritten bei der Krebsprävention, Früherkennung und Behandlung geführt. Wissenschaftler haben in den letzten beiden Jahrzehnten mehr über Krebs gelernt als in allen vorangegangenen Jahrhunderten. Dies ändert jedoch nichts an der Tatsache, dass alles wissenschaftliche Wissen auf dem Wissen basiert, das wir bereits durch die harte Arbeit und Entdeckung unserer Fortschritte erworben haben Experten – und wir wissen, dass es noch viel mehr zu lernen gibt. Krebs betrifft jeden dritten Menschen in den Vereinigten Staaten. Die Chancen stehen gut, dass Sie oder jemand, den Sie kennen, von Krebs betroffen ist. Hier finden Sie einige Informationen, die Ihnen helfen sollen, besser zu verstehen, was Krebs ist.

Sie bestehen aus Billionen von Zellen, die im Laufe Ihres Lebens normalerweise nach Bedarf wachsen und sich teilen. Wenn Zellen abnormal sind oder alt werden, sterben sie normalerweise ab. Krebs beginnt, wenn bei diesem Prozess etwas schief geht und Ihre Zellen weiterhin neue Zellen bilden und die alten oder abnormalen Zellen nicht sterben, wenn sie sterben sollte. Wenn die Krebszellen außer Kontrolle geraten, können sie normale Zellen verdrängen. Dies macht es für Ihren Körper schwierig, so zu funktionieren, wie er sollte. Für viele Menschen kann Krebs erfolgreich behandelt werden. Tatsächlich führen mehr Menschen als je zuvor nach einer Krebsbehandlung ein erfülltes Leben.

Welche Arten gibt es?

Es gibt mehr als 100 Krebsarten. Krebsarten werden normalerweise nach den Organen oder Geweben benannt, in denen sich der Krebs bildet. Beispielsweise beginnt Lungenkrebs in der Lunge und Hirnkrebs im Gehirn. Krebs kann auch durch die Art der Zelle beschrieben werden, die ihn gebildet hat, beispielsweise eine Perithelzelle oder eine Schleimzelle.

Krebsartiges Gewebe (bösartiges) kann in Blut und blutbildendes Gewebe (Leukämie und Lymphom) und „festen" Tumor unterteilt werden s (eine feste Zellmasse), oft als Krebs bezeichnet. Krebsartige solide Tumoren können Karzinome oder Sarkome sein. Bestimmte Krebsarten können anhand des Organs, in dem sie sich zuerst entwickeln, und der Art der Zelle, in der sie auftreten, weiter kategorisiert werden – zum Beispiel: Zellkarzinom der Haut. Leukämien und Lymphome sind Krebserkrankungen des Blutes und der blutbildenden Gewebe und Zellen des Immunsystems. Leukämien entstehen aus blutbildenden Zellen und verdrängen die Bildung normaler Blutzellen im Knochenmark. Krebszellen aus Lymphomen dehnen sich aus und bilden große Massen in der Achselhöhle, der Leiste, dem Bauch oder der Brust.

Karzinome sind Krebserkrankungen von Zellen, die die Haut, die Lunge, den Verdauungstrakt und die inneren Organe auskleiden. Beispiele für Karzinome sind Krebserkrankungen der Haut, der Lunge, des Dickdarms, des Magens, der Brüste, der Prostata und der Schilddrüse. Typischerweise treten Karzinome bei älteren Menschen häufiger auf als bei jüngeren Menschen. Sarkome sind Krebserkrankungen mesodermaler Zellen. Mesodermale Zellen bilden normalerweise Muskeln, Blutgefäße, Knochen und Bindegewebe. Beispiele für Sarkome sind Leomyomarkom (Krebs der glatten Muskulatur, der sich in der Wand von Verdauungsorganen befindet) und Osteosarkom (Knochenkrebs). ancer). Typischerweise treten Sarkome bei jüngeren Menschen häufiger auf als bei älteren Menschen.

Krebszellen entwickeln sich aufgrund zahlreicher Veränderungen in ihren Genen. Diese Veränderungen können viele mögliche Ursachen haben. Lebensgewohnheiten, Gene, die Sie von Ihren Eltern erhalten, und der Kontakt mit krebserregenden Stoffen in der Umwelt können alle eine Rolle spielen. Oft gibt es keine offensichtliche Ursache. Krebs ist eine häufige Krankheit, die fast jeden Teil Ihres Körpers betreffen kann. Bei etwa 39,5 % aller Menschen wird irgendwann in ihrem Leben Krebs diagnostiziert. Mehrere Faktoren tragen zur Entstehung von Krebs in Ihrem Körper bei. Das Rauchen und der Konsum von Tabakprodukten ist eine der Hauptursachen für:

- Lungenkrebs.
- Mundkrebs.
- Kehlkopfkrebs.
- Speiseröhrenkrebs.

Weitere Ursachen für Krebs sind:

- Ein ungesunder Lebensstil. Der Verzehr von fett- oder zuckerreichen Lebensmitteln kann Ihr Risiko für viele Krebsarten erhöhen. Sie sind auch anfälliger für Krankheiten, wenn Sie sich nicht ausreichend bewegen.

- Eine giftige Umgebung. Die Einwirkung von Giftstoffen in Ihrer Umgebung, wie z. B. Asbest, Resistiziden und Radon, kann schließlich zu Krebs führen.

- Strahlenexposition. Ultraviolette Strahlung der Sonne erhöht Ihr Risiko für Hautkrebs erheblich. Eine übermäßige Strahlenbehandlung kann ebenfalls ein Risikofaktor sein.

- Hormontherapie. Frauen, die Hormonersatzpräparate einnehmen, haben möglicherweise ein erhöhtes Risiko für Brustkrebs und Gebärmutterschleimhautkrebs.

Was ist der Unterschied zwischen Krebszellen und normalen Zellen ?

Krebszellen unterscheiden sich in vielerlei Hinsicht von normalen Zellen. Krebszellen zum Beispiel:

- Wachsen Sie, ohne dass Signale vorhanden sind, die ihnen sagen, dass sie wachsen sollen. Normale Zellen wachsen nur, wenn sie solche Signale empfangen.

- Ignorieren Sie Signale, die den Zellen normalerweise mitteilen, dass sie mit der Teilung aufhören oder sterben sollen (ein Prozess, der als programmierter

Zelltod oder „programmierter Zelltod" bezeichnet wird).

- Dringen in nahe gelegene Bereiche ein und breiten sich auf andere Bereiche des Körpers aus. Normale Zellen hören auf zu wachsen, wenn sie auf andere Zellen treffen, und die meisten normalen Zellen bewegen sich nicht im Körper.

- Weisen Sie die Blutgefäße an, in Richtung Tumoren zu wachsen. Diese Blutgefäße versorgen Tumore mit Sauerstoff und Nährstoffen und entfernen Abfallprodukte aus Tumoren.

- Verstecken Sie sich vor dem Immunsystem. Das Immunsystem beseitigt normalerweise beschädigte oder abnormale Zellen.

- Bringen Sie das Immunsystem dazu, Krebszellen dabei zu helfen, am Leben zu bleiben und zu wachsen. Beispielsweise überzeugen einige Krebszellen die Immunzellen, den Tumor zu schützen, anstatt ihn anzugreifen.

- Es kommt zu zahlreichen Veränderungen in ihren Chromaten, wie z. B. Duplikaten und Löschungen einiger Chromteile. Einige Krebszellen haben das Doppelte der normalen Anzahl an Chromosomen.

Verlassen Sie sich auf andere Arten von Nährstoffen als normale Zellen. Darüber hinaus erzeugen einige Krebszellen Energie aus Nährstoffen auf andere Weise als die meisten normalen Zellen. Dadurch können Krebszellen schneller wachsen.

Oft sind Krebszellen so stark auf diese abnormalen Verhaltensweisen angewiesen, dass sie ohne sie nicht überleben können. Forscher haben sich diese Tatsache zunutze gemacht und Therapien entwickelt, die auf die abnormalen Merkmale von Krebszellen abzielen. Beispielsweise verhindern einige Krebstherapien, dass sich Blutgefäße in Richtung eines Tumors ausbreiten, indem sie dem Tumor im Wesentlichen die benötigten Nährstoffe entziehen.

Wie entsteht Krebs?

Cancer is a genetic disease—that is, it is caused by changes to genes that control the way our cells function, especially how they grow and divide. Genetische Veränderungen, die Krebs verursachen, können auftreten, weil:

- Von Fehlern, die bei der Zellteilung auftreten.
- Von Schäden an der DNA, die durch schädliche Substanzen in der Umwelt verursacht werden, wie z. B. die Chemikalien im Tabakrauch und die

ultravioletten Strahlen der Sonne. (In unserem Abschnitt „Krebsursachen und Vorbeugung" finden Sie weitere Informationen.)

- Sie wurden von unseren Eltern geerbt.

Normalerweise eliminiert der Körper Zellen mit beschädigter DNA, bevor sie krebsartig werden. Aber die Fähigkeit des Körpers dazu lässt mit zunehmendem Alter nach. Dies ist einer der Gründe, warum das Krebsrisiko im späteren Leben höher ist. Der Krebs jedes Menschen weist eine einzigartige Kombination genetischer Veränderungen auf. Während der Krebs weiter wächst, werden weitere Veränderungen auftreten. Selbst innerhalb desselben Tumors können verschiedene Zellen unterschiedliche genetische Veränderungen aufweisen.

Was ist Prostata?

Die Prostata ist eine kleine Drüse, die nur Männer haben. Normalerweise hat die Prostata etwa die Größe einer Walnuss. Die Prostata befindet sich unterhalb der Blase und vor dem Rektum. Die Prostata produziert und speichert die Flüssigkeit, die Teil des Samens ist. Diese Flüssigkeit wird während der Ejakulation aus dem Penis des Mannes freigesetzt. Das männliche Hormon Testeron trägt dazu bei, dass die Prostata ordnungsgemäß funktioniert. Die Nerven des Penis, die für die Entstehung und Aufrechterhaltung einer Erektion wichtig sind, verlaufen sehr nahe an der Prostata. Die Prostata umschließt vollständig den Schlauch, der den Urin von der Blase zum Penis transportiert, die sogenannte Harnröhre. Wenn die Prostata zu groß wird, kann sie den Urinfluss aus der Blase blockieren und es dem Mann erschweren, zu urinieren.

Was ist Prostatakrebs ?

Prostatakrebs ist weltweit der am häufigsten diagnostizierte Krebs bei Männern. In den Vereinigten Staaten schätzt die American Cancer Society (ACS), dass im Jahr 2022 bei 268.490 Männern diese Erkrankung neu diagnostiziert wird. Die Prostata ist klein Alle Drüsen befinden sich im Unterbauch eines Mannes, befinden sich unter der Blase und umgeben die Harnröhre. Das Hormon Testosteron reguliert die Prostata. Darüber hinaus produziert die Prostatadrüse Samenflüssigkeit, auch Samen genannt. Sperma ist die Substanz, die Sperma enthält und während der Ejakulation aus der Harnröhre austritt. Wenn sich in der Prostata ein abnormales, bösartiges Zellwachstum – ein sogenannter Tumor – bildet, spricht man von Prostatakrebs. Dieser Krebs kann sich auf andere Bereiche des Körpers ausbreiten. Da der Krebs in diesen Fällen aus Zellen der

Prostata besteht, wird er immer noch als Prostatakrebs bezeichnet.

Bei fast allen Fällen von Prostatakrebs handelt es sich um eine Krebsart namens Adenokarzinom, die im Gewebe einer Drüse wächst, z Ostdrüse. Allerdings können auch andere seltene Krebsarten ihren Ursprung in der Prostata haben, darunter:

- kleinzelliges Karzinom, z. B. Lungenkrebs
- neuroendokrine Tumoren, wie z. B. Krebs
- Übergangszellkarzinome wie Nierenkrebs
- Sarkome wie Knochenzellkrebs

Prostatakrebs wird auch danach kategorisiert, wie schnell er wächst. Es gibt zwei Arten von Wachstum:

- aggressiv oder schnellwüchsig
- nicht aggressiv oder langsam wachsend

Bei einem nicht aggressiven Prostatakrebs wächst der Tumor langsam. Mit Krebs, die sich mit Krebs befinden, können Sie die Tumente zum Zeitpunkt der Zeit, um sie zu tun, als die Beschäftigung zu tun, um zu tun, und so c c c c c c c c c ·

Jeder Mann ist mit zunehmendem Alter dem Risiko ausgesetzt, an Prostatakrebs zu erkranken. Obwohl jüngere Männer von Prostatakrebs betroffen sein können, werden etwa 6 von 10 Fällen bei Männern über 65 Jahren diagnostiziert. Das durchschnittliche Diagnosealter beträgt 66. Nach dem Hautkrebs, der kein Melanom ist, ist Prostata der am häufigsten bei Männern diagnostizierte Krebs Vereinigte Staaten. Die American Cancer Society schätzt, dass es jedes Jahr 248.530 neue Fälle von Prostatakrebs geben wird.

Obwohl es mehrere bekannte Risikofaktoren für die Entstehung von Prostatakrebs gibt, weiß niemand genau, warum der eine daran erkrankt und der andere nicht . Einige wichtige Risikofaktoren für Prostatakrebs sind:

- Alter: Die Wahrscheinlichkeit, an Prostatakrebs zu erkranken, steigt schnell nach dem 60. Lebensjahr. Tatsächlich werden die meisten Männer danach irgendeine Form von Prostatakrebs haben Alter von 80 Jahren. Eine der Aussagen über Prostatakrebs ist, dass Männer über 80 Jahre alt sind Es ist wahrscheinlicher, dass man an Prostatakrebs stirbt als an Prostatakrebs. Diese Aussage bedeutet, dass viele ältere Männer an Prostatakrebs mit geringem Volumen und langsamerem Wachstum leiden, der sich jedoch nicht auf das Leben auswirken wird Es wird sehr lange dauern, bis der Krebs wächst. Diese Aussage ist jedoch nur eine Verallgemeinerung; Manchmal kann Prostatakrebs auch bei älteren Männern schnell wachsen.

- Ethnizität: Prostatakrebs kommt häufiger bei afroamerikanischen Männern und karibischen Männern afrikanischer Abstammung vor. Bei afroamerikanischen Männern ist die Wahrscheinlichkeit, an Prostatakrebs zu erkranken, 1,6-fach höher als bei kaukasischen und lateinamerikanischen Männern. Asiatische und indianische Männer haben die geringsten Chancen, an Prostatakrebs zu erkranken. Der Grund für diese ethnischen Unterschiede im Prostatakrebsrisiko ist nicht bekannt.

- Genetik: Eine familiäre Vorgeschichte von Prostatakrebs erhöht die Chancen eines Mannes, die Krankheit zu entwickeln, insbesondere bei Männern mit einem Vater Bruder, der Prostatakrebs hatte. Es gibt auch vererbte genetische Mutationen, die das Risiko für Prostatakrebs erhöhen können. Dazu gehören BRCA1- und BRCA2-Genmutationen sowie HPNCC (Lunch-Syndrom). Es gibt mehrere bekannte Genmutationen, die Ihr Risiko für Prostatakrebs erhöhen

- „Ernährung: Es gibt Hinweise darauf, dass die Ernährung eines Mannes sein Risiko, an Prostatakrebs zu erkranken, beeinflussen kann. Eine fettreiche Ernährung, insbesondere eine Ernährung mit hohem Anteil an tierischen Fetten, kann das Prostatakrebsrisiko erhöhen. Einige Studien deuten darauf hin, dass eine Ernährung mit wenig Gemüse zu einem erhöhten Risiko für Prostatakrebs führt. In einigen Studien wurde gezeigt, dass eine Diät mit einem hohen Anteil an Tomaten (Lycorén) oder eine Diät mit einem hohen Anteil an Omega-3-Fettsäuren die Wahrscheinlichkeit einer Erkrankung verringern kann Risiko.

Was sind die Anzeichen von Prostatakrebs?

Verschiedene Menschen haben unterschiedliche Symptome für Prostatakrebs. Manche Männer haben überhaupt keine Symptome. Die meisten frühen Prostatakrebserkrankungen werden durch PSA-Tests oder digitale rektale Untersuchungen erkannt, bevor sie Symptome verursachen.

Fortgeschrittenere Prostatakrebserkrankungen können jedoch eine Reihe von Symptomen verursachen, darunter:

- Schwierigkeiten beim Urinieren (Pipi).
- Viel häufiger als gewöhnlich urinieren.
- Das Gefühl, dass Sie nicht Ihren gesamten Urin abgeben können.
- Schmerzen beim Wasserlassen oder bei der Ejakulation.
- Blut in Ihrem Urin oder Sperma.
- Impotenz/Erektionsstörung.
- Knochenschmerzen.
- Taubheitsgefühl in den unteren Extremitäten.
- Verlust der Kontrolle über die Blase oder den Darm.

Alle diese Symptome können durch andere Dinge als Prostatakrebs verursacht werden, so dass ihr Auftreten nicht unbedingt bedeutet, dass Sie Prostatakrebs haben r. Wenn ältere Männer Probleme beim Wasserlassen haben, wird dies normalerweise durch ein Problem verursacht, das als gutartige Prostatahyperplasie (BPH) bezeichnet wird und keine Prostatakrebserkrankung darstellt ncer. Wenn bei Ihnen eines dieser Symptome auftritt, müssen Sie sich für einen Test an Ihren Anbieter wenden.

Während bei jedem Menschen Prostatakrebs auftreten kann, erhöhen bestimmte Faktoren Ihr Risiko für die Krankheit. Zu diesen Risikofaktoren gehören:

- Älteres Alter, 50 Jahre oder älter
- eine Familiengeschichte von Prostatakrebs
- Bestimmte Ethnien oder Rassen – zum Beispiel haben afrikanisch-amerikanische Männer ein höheres Risiko, an Prostatakrebs zu erkranken
- Fettleibigkeit
- genetische Veränderungen

Einige Studien berücksichtigen andere Risikofaktoren wie Ernährung und chemische Belastung, die Ihre Diagnosechancen erhöhen können. Das ACS sagt jedoch, dass diese Auswirkungen noch unklar sind. Auch bei Männern unter 40 Jahren ist Prostatakrebs selten.

Wie breitet sich Prostatakrebs aus?

Manchmal lösen sich Krebszellen vom ursprünglichen Tumor und gelangen in ein Blut- oder Lymphgefäß. Sobald sie dort angekommen sind, bewegen sie sich durch Ihren Körper. Die Zellen bleiben in kleinen Blutgefäßen an einem entfernten Ort stehen. Die Zellen dringen dann durch die Wand des Blutgefäßes ein und heften sich an das Gewebe, das sie finden. Sie vermehren sich und lassen neue Blutgefäße wachsen, um dem neuen Tumor Nährstoffe zuzuführen. Prostatakrebs wächst bevorzugt in bestimmten Bereichen, z. B. in den Lymphknoten oder in den Rippen, Beckenknochen und der Wirbelsäule. Die meisten abgespaltenen Krebszellen bilden neue Tumore. Viele andere überleben nicht im Blut. Einige sterben an der Stelle des neuen Gewebes. Andere können jahrelang inaktiv bleiben oder nie aktiv werden.

Wie hoch sind die Chancen, an metastatischem Prostatakrebs zu erkranken?

Ungefähr 50 % der Männer, bei denen lokaler Prostatakrebs diagnostiziert wurde, erkranken im Laufe ihres Lebens an Metastasenkrebs. Durch frühzeitiges Erkennen und Behandeln von Krebs kann diese Rate gesenkt werden. Bei einem kleinen Teil der Männer wird Prostatakrebs erst diagnostiziert, wenn er metastasiert ist. Ärzte können herausfinden, ob es sich um metastasierten Krebs handelt, indem sie eine kleine Gewebeprobe entnehmen und die Zellen untersuchen.

Wie wird Prostatakrebs diagnostiziert?

Wenn Sie Anzeichen von Prostatakrebs haben, wird Ihr Arzt eine digitale rektale Untersuchung und einen PSA-Bluttest durchführen. Wenn einer dieser beiden Tests abnormal ist, wird Ihr Arzt Ihnen höchstwahrscheinlich eine Prostatabiopsie empfehlen. Eine Biopsie ist die einzige Möglichkeit, sicher zu wissen, ob Sie Krebs haben, da sie es Ihren Anbietern ermöglicht, Zellen zu erhalten, die unter einem Mikroskop untersucht werden können Kern.

Am häufigsten wird eine Biopsie mit einem transrektalen Ultraschall (TRUS) durchgeführt. Ein transrektaler Ultraschall ist ein dünner Zylinder, der Schallwellen aussendet und diese überwacht, wenn sie vom Gewebe abprallen. Es wird in Ihr Rektum eingeführt und ermöglicht es dem Arzt, der die Biopsie durchführt, Ihren Prostatakrebs zu sehen und zu entscheiden, wo das Gewebe entfernt werden soll zur weiteren Auswertung. Alle verdächtigen Bereiche werden biopsiert. Darüber hinaus wird etwas Gewebe aus allen verschiedenen Teilen der Prostata entfernt (um sicherzustellen, dass keine Krebserkrankungen übersehen werden, die klein und groß sein können). owing). Der Eingriff wird im Wachzustand mit Hilfe einiger betäubender Medikamente durchgeführt. Leider ist ein transrektaler Ultraschall kein perfektes Hilfsmittel. Auch wenn viele Proben genommen werden, kann es gelegentlich vorkommen, dass der Bereich des Krebses übersehen wird.

Wenn dies geschieht und Ihr PSA-Wert weiterhin erhöht ist, muss der Eingriff möglicherweise wiederholt werden.

Sobald das Gewebe entfernt ist, wird ein sogenannter Pathologe die Probe unter einem Mikroskop untersuchen. Der Pathologe kann sagen, ob es sich um Krebs handelt oder nicht; Und wenn es krebsartig ist, wird der Pathologe es danach charakterisieren, um welche Art von Prostatakrebs es sich handelt und wie ungewöhnlich es aussieht (bekannt als Grad). Der Pathologe beurteilt dann, wie sehr der Krebs wie normales Prostatagewebe aussieht. Dies wird als Grad des Tumors bezeichnet. Pathologen verwenden bei der Einstufung von Prostatatumoren häufig eine Skala, den sogenannten Gleason-Score. Der Gléson-Score kann zwischen 2 und 10 liegen, wobei 2 bedeutet, dass die Tumorzellen eher wie normales Prostatagewebe aussehen und 10, dass die Tumorzellen am ungewöhnlichsten aussehen Im Vergleich zu normalen Prostatazellen. Generell gilt: Je ungewöhnlicher der Tumor aussieht, desto aggressiver ist er. Manchmal gibt es zwei Punkte, da zwei Tumorbereiche in der Prostata getestet werden. Dieser Score führt in Kombination mit Ihrem PSA-Wert und dem Stadium des Tumors dazu, dass Ihr Prostatakrebs als Risikogruppe eingestuft wird. Diese Risikogruppe hilft Ihnen bei der Definition Ihrer Behandlungsoptionen. Ihr Anbieter kann weitere Tests anordnen, einschließlich einer Knochenuntersuchung, einer CT-Untersuchung oder einer MRT, um festzustellen, ob sich der Krebs auf die Knochen, Lymphknoten oder anderes ausgebreitet hat Organe.

Es gibt viele verschiedene Möglichkeiten, Prostatakrebs zu behandeln. Bei Prostatakrebs ist es wichtig, dass Sie eine zweite Meinung einholen, und Sie werden höchstwahrscheinlich mehrere Arten von Gesundheitsdienstleistern konsultieren, bevor Sie eine Entscheidung treffen Ich entscheide. Sie sollten sowohl mit Urologen als auch mit Strahlenonkologen sprechen, um mehr über die Vorteile und Risiken einer Operation, einer Hormontherapie und einer Strahlentherapie zu erfahren Ihr konkreter Fall. Wenn sich Ihr Prostatakrebs zum Zeitpunkt der Diagnose bereits ausgebreitet hat, benötigen Sie auch einen ärztlichen Onkologen, um über die Chemotherapie zu sprechen rapy. Das Wichtigste ist, dass Sie Ihre Optionen überprüfen und eine Entscheidung treffen, die am besten zu Ihrem Lebensstil, Ihren Überzeugungen und Ihren Werten passt.

Einige Patienten entscheiden sich gegen eine Behandlung ihres Prostatakrebses, in der Hoffnung, dass dieser nur sehr langsam wächst. Indem sie jegliche Therapie meiden, vermeiden sie die Nebenwirkungen, die mit einer Operation, Strahlung oder Hormonen einhergehen. Eine aktive Überwachung ist für ältere Männer mit kleinen, niedriggradigen Tumoren, langsam steigenden PSA-Werten und einer Vielzahl anderer medizinischer Probleme geeignet. Eine aktive Überwachung kann bei Patienten in Betracht gezogen werden, deren Lebenserwartung weniger als 10 Jahre beträgt, sofern der Krebs nicht groß oder größer ist hohe Qualität. Männer, die sich für eine aufmerksame Beobachtung entscheiden, sollten alle 6 Monate einen PSA-Test, alle 12 Monate einen DRE-Test und alle 12 Monate eine Wiederholungsuntersuchung durchführen lassen. Es ist jedoch nie wirklich klar, welche Änderung des klinischen Status mit der aktiven Behandlung beginnen sollte. Wenn der Tumor bereits fortgeschritten ist, besteht möglicherweise kein Anspruch mehr auf eine kurative Therapie.

Chirurgie

Eine Operation ist eine übliche Behandlungsform für Männer mit Prostatakrebs. Bei einer Operation wird versucht, Prostatakrebs zu heilen, indem die gesamte Prostata entfernt und der gesamte Krebs aus dem Körper entfernt wird. Ein Versuch einer chirurgischen Heilung von Prostatakrebs wird normalerweise bei Prostatakrebs im Frühstadium durchgeführt. Manchmal wird jedoch eine Operation eingesetzt, um die Symptome bei Prostatakrebs im fortgeschrittenen Stadium zu lindern.

Der häufigste chirurgische Eingriff bei Prostatakrebs ist eine radikale Prostatektomie. Eine radikale Prostatadrüse bedeutet, dass die gesamte Prostatadrüse aus der Umgebung des Schlauchs entfernt wird, der die Blase mit dem Penis (der Harnröhre) verbindet. Diese Operation kann auf zwei verschiedene Arten durchgeführt werden: der retropubische Ansatz und der rerineale Ansatz. Der retropubische Ansatz bedeutet, dass ein Schnitt im Unterbauch vorgenommen wird, während der periphere Ansatz bedeutet, dass der Schnitt vorgenommen wird zwischen Hodensack und Anus. Oftmals entfernt der Chirurg bei einem retropubischen Eingriff einige Lymphknoten in der Umgebung und lässt sie umgehend von einem Pathologen untersuchen Anzeichen von Krebs . Wenn die Knoten Krebs haben, wird der Chirurg die Operation nicht fortsetzen. Dies ist der Hauptgrund, warum heutzutage bei den meisten chirurgischen Eingriffen ein retropubischer Ansatz verwendet wird.

Radikale Prostatakrebs-Operationen sind sichere Operationen mit wenigen lebensbedrohlichen Komplikationen; Es besteht jedoch ein erhebliches Risiko für andere Nebenwirkungen. Sowohl Harninkontinenz (nicht in der Lage, den Urin zurückzuhalten) als auch Impotenz (Unfähigkeit, eine Erektion zu erreichen und aufrechtzuerhalten) werden häufig damit in Verbindung gebracht s Verfahren. Manchmal, insbesondere bei niedriggradigen und kleineren Krebserkrankungen, kann eine nervenschonende Prostatektomie durchgeführt werden. Diese Art der Prostatektomie kann die Wahrscheinlichkeit verringern, dass Sie nach dem Eingriff nicht mehr gesund sind. Es besteht jedoch immer ein Risiko und nicht jeder Patient ist ein Kandidat für eine nervenschonende Prostatektomie. Das Risiko für Impotenz und Inkontinenz steigt mit zunehmendem Alter; Aus diesem Grund wird jüngeren Männern oft eine Operation empfohlen, während älteren Männern eine Bestrahlung empfohlen wird. Die Fähigkeiten Ihres jeweiligen Chirurgen beeinflussen auch Ihre Chancen, diese Nebenwirkungen während einer radikalen Prostatakrebsoperation zu haben.

Ein weiterer chirurgischer Ansatz, der immer häufiger eingesetzt wird, ist die robotergestützte Radikalprothese (RAP). Wie bei nicht-robotergestützten

Prostatachirurgieverfahren wird die gesamte Prostata entfernt. Um den Eingriff durchzuführen, werden mehrere winzige Einschnitte in den Bauch des Patienten gemacht und lange, dünne laparoskopische Instrumente eingeführt und am Roboter befestigt. Der Roboter bewegt die Instrumente gemäß den Anweisungen des Urologen, der an der Roboterkonsole sitzt. Daher kontrolliert der Chirurg die ganze Zeit über die Bewegung des Roboters. Der Grund für diesen Ansatz ist, dass die schlanken Arme des Roboters Orte erreichen und sich in Winkeln drehen können, die die Hand eines Chirurgen nicht erreichen kann. RAP hat einige Vorteile gegenüber herkömmlichen Prostatakrebs-Techniken, wie z. B. verringerten Blutverlust und kürzere Krankenhausaufenthalte Erholung. Allerdings ist es teurer und birgt auch das Risiko von Impotenz und Inkontinenz. Forschungsstudien haben ergeben, dass die Heilungsraten bei Krebs mit RAP für die traditionelle radikale Prostatakrebsentfernung geeignet sind. Natürlich hängt der Erfolg, wie bei allen chirurgischen Techniken, zum Teil von den Fähigkeiten und der Erfahrung des Chirurgen ab. Sprechen Sie vor Ihrer Operation mit Ihrem Chirurgen über die Komplikationshäufigkeit. Bei einer Operation sind Harninkontinenz und Impotenz direkt nach der Operation am schwerwiegendsten und bessern sich im Allgemeinen mit der

Zeit. Es gibt Dinge, die Ihre Anbieter empfehlen können, um Ihnen bei jedem dieser Probleme zu helfen. Sprechen Sie mit Ihrem Urologen über Ihre Möglichkeiten.

Prostatakrebs wird üblicherweise nur mit Strahlentherapie behandelt. Strahlungstherapie verwendet energiereiche Strahlen (ähnlich wie Röntgenstrahlen), um Krebszellen abzutöten. Strahlung wird in verschiedenen Stadien von Prostatakrebs eingesetzt. Strahlung hilft, chirurgische Eingriffe bei Patienten zu vermeiden, die zu krank sind, um eine Narkose zu riskieren. Strahlung wird in der Regel älteren Patienten im Frühstadium von Prostatakrebs angeboten, da das Risiko von Nebenwirkungen geringer sein kann als bei uns Dies ist eine Operation bei älteren Menschen. Strahlung kann zu Impotenzraten ähnlich einer Operation führen, aber das Risiko einer Harninkontinenz ist sehr gering. Die Impotenz entwickelt sich Monate bis Jahre nach der Strahlenbehandlung, anders als bei einer Operation, bei der die Nebenwirkungen meist sofort auftreten. Zu den weiteren Nebenwirkungen der Strahlung gehören Blasenreizungen, die zu häufigem Harnverfall und Harndrang sowie zu Blasenschmerzen führen können Arrhoe oder rektale Blutung. Ihr Strahlenonkologe versucht, die Strahlungsmenge auf andere Organe zu begrenzen, aber oft können die Blase und das Rektum etwas Strahlung abbekommen weil sie so nah an der Prostata liegen.

Strahlungstherapie bei Prostatakrebs kommt entweder von einer externen Quelle (externe Strahlung) oder von einer internen Quelle, bei der kleine radioaktive Strahlung abgestrahlt wird Sie werden in die Prostata des Patienten implantiert (Brachythera). (Welcher Typ ist der Richtige für mich?) Externe Strahlentherapie erfordert, dass die Patienten innerhalb von 5 Tagen pro Woche für 6–9 Wochen zur Bestrahlung kommen Ein Behandlungszentrum. Die Behandlung dauert nur wenige Minuten und ist schmerzlos. Die Brachytherapie erfolgt als einmalige Anwendung im Operationssaal. Eine Brachtherapie kann nicht bei allen Patienten durchgeführt werden und ist in der Regel für Prostatakrebs im Frühstadium vorgesehen. Ihr Strahlenonkologe kann Fragen zum Nutzen, zu den Verfahren und zu den Nebenwirkungen beider Arten von Strahlentherapien für Sie persönlich beantworten Fall.

Eine andere Form der externen Strahlentherapie bei Prostatakrebs verwendet Protonen statt Röntgenstrahlen, um Tumorzellen abzutöten. Protonen sind die positiv geladenen Bestandteile im Kern eines Atoms. Sie werden verwendet, um Strahlung abzugeben, da sie den größten Teil ihrer zelltötenden Energie in der Tumorstelle (in diesem Fall in der Prostata) abgeben. Ein kleinerer Teil der Dosis wird an das Gewebe abgegeben, wo die Protonenstrahlen eindringen, und praktisch keine Dosis wird über den behandelten Bereich hinaus abgegeben (ca auch „Ausgangsdosis" genannt). Aufgrund der Möglichkeit, die Dosis bei normalem Gewebe zu verringern, sind viele Forscher daran interessiert, herauszufinden, ob die Behandlung sinnvoll ist mit Protonen hat im Vergleich zu Standard-Röntgenbestrahlungsbehandlungen weniger und/oder weniger schwerwiegende Langzeitnebenwirkungen. Protonen mögen einen theoretischen Vorteil haben, aber bisher gibt es kaum Anhaltspunkte dafür, dass sie überlegen sind.

Hormonelle Derivattherapie

Sowohl normales Prostatagewebe als auch Prostatakrebs sind auf männliche Sexualhormone, sogenannte Androgene, angewiesen, um zu wachsen und sich zu vermehren. Testosteron ist ein Androgen, das für die Prostata sehr wichtig ist. Männer produzieren Androgene in ihren Hoden. Eine der Möglichkeiten, Prostatakrebs zu behandeln, besteht darin, Androgene aus dem Körper zu entfernen, wodurch der Krebs schrumpft und dann langsamer wächst. Dies wird als Androgenderivattherapie (ADT) bezeichnet. Es gibt verschiedene Möglichkeiten, Androgene zu entfernen:

- Orchiektomie: Entfernung der Hoden eines Mannes.
- Medikamente:
- LHRH-Agonisten: Blockieren die Produktion von Androgenen.
- Anti-Androgene: Blockieren Sie Androgene-Rezeptoren.
- Östrogen/DES.

Die Wahl, welches ADT verwendet werden soll, hängt vom Ausmaß der Erkrankung und der gleichzeitigen (mit Strahlung) oder neoadjuvanten (vor der Strahlung) Behandlung ab gegeben. Manchmal wird bei demselben Patienten eine Kombination von Methoden zur Verringerung der Androgene eingesetzt. Durch die Verwendung von LHRH-Agonisten mit Anti-Androgenen kann eine sogenannte totale Androgenblockade erreicht werden. Eine andere Verwendung für Hormone ist bei Patienten, die an einer Metastasenerkrankung leiden. Nach einer Weile werden alle Prostatakrebserkrankungen resistent gegen hormonelle Therapeutika. Allerdings dauert dies oft viele Jahre. Hormontherapien können die Überlebenszeit bei Patienten mit einer ausgedehnten Erkrankung oder bei Patienten, die sich gegen eine Operation oder Bestrahlung entscheiden, verlängern.

Es gibt eine Reihe von Nebenwirkungen im Zusammenhang mit hormonellen Therapeutika. Hormontherapien führen fast immer zu Impotenz und dem Verlust Ihres Sexualtriebs. Es kann auch zu einer Brustvergrößerung, Hitzewallungen sowie Muskel- und Knochenschwund (Steororose) kommen. Es gibt einige Dinge, die Ihr Arzt verschreiben kann, um bei Knochenschwund und Hitzewallungen zu helfen, aber gegen Libidoverlust und Potenz lässt sich wenig tun ce.

Chemotherapie

Bei einer Chemotherapie handelt es sich um die Verwendung von Krebsmedikamenten, die im gesamten Körper wirken. Chemotherapeutika gegen Prostatakrebs sind im Allgemeinen nur für sehr fortgeschrittene Krebsarten vorgesehen, die nicht mehr auf Hormontherapien ansprechen. Es gibt eine Reihe von Chemotherapie-Medikamenten, die bei Prostatakrebs eingesetzt werden können, und sie werden oft in Kombinationen eingesetzt. Zu den häufigsten Medikamenten, die bei der Behandlung von Prostatakrebs eingesetzt werden, gehören Docetaxel und Cabazitaxel in Kombination mit Kortikosteroiden (Prednis). eins). Metastatischer Prostatakrebs kann mit zusätzlichen Therapien wie Abirateron, Enzalutamid und Mitoxantron behandelt werden.

Immuntherapeutika nutzen das Immunsystem des Körpers, um Krebs zu bekämpfen. Bei der Behandlung einiger Patienten mit Prostatakrebs können zwei Immuntherapie-Medikamente, Sipuleucel-T und Rembrolizumab, eingesetzt werden. Sipuleucel-T (Provenge) ist eine Form der Immuntherapie, bei der eine bestimmte Art von weißen Blutzellen des Patienten entnommen und mit einem sogenannten Protein kombiniert wird Prostatische saure Phosphatase (PAP), die auf Prostatakrebszellen gefunden wird, um sie zu aktivieren die weißen Blutkörperchen. Die Zellen werden dann etwa drei Tage später dem Patienten zurückgegeben, in einem Prozess, der einer Bluttransfusion ähnelt. Pembrolizumab wird bei Prostatakrebs eingesetzt, der eine mikrozelluläre Instabilität aufweist – hoch (MSH)/nicht übereinstimmend (DMMR). Ihr Arzt wird Ihren Tumor auf diese Anomalie testen. Wenn sich Prostatakrebszellen ausbreiten, metastasieren sie oft bis in den Knochen und eine Behandlung wird notwendig. Zur Behandlung von Knochenmetastasen bei Prostatakrebs werden zwei Medikamente empfohlen: Zoledronsäure und Denosumab.

Bei einer gezielten Therapie handelt es sich um eine Art der Behandlung, die Krebszellen angreift, während normale Zellen weitgehend in Ruhe gelassen werden. Diese Medikamente greifen die inneren Teile einer Krebszelle an und unterscheiden sie dadurch von gesunden Zellen. Gezielte Therapien verändern, wie Krebszellen wachsen und sich teilen und wie sie im Körper wirken. Beispiele für gezielte Therapien bei Prostatakrebs sind Rucararib und Olararib. Beide Medikamente wirken, wenn eine Mutation in Ihrem BRCA1- oder BRCA2-Gen vorliegt. Ihr Arzt wird Sie vor der Behandlung mit diesen Medikamenten darauf testen.

Klinische Studien

Es gibt klinische Forschungsstudien für die meisten Krebsarten und jedes Stadium der Krankheit. Klinische Studien dienen dazu, den Wert spezifischer Behandlungen zu bestimmen. Studien dienen häufig dazu, ein bestimmtes Krebsstadium zu behandeln, entweder als erste Behandlungsform oder als Option für die anschließende Behandlung Andere Behandlungen haben nicht gewirkt. Sie können verwendet werden, um Medikamente oder Behandlungen zu bewerten, um Krebs vorzubeugen, ihn früher zu erkennen oder bei der Bewältigung von Nebenwirkungen zu helfen. Klinische Studien sind äußerst wichtig, um unser Wissen über Krankheiten zu erweitern. Durch klinische Studien wissen wir, was wir heute tun, und viele aufregende neue Therapien werden derzeit getestet. Sprechen Sie mit Ihrem Arzt über die Teilnahme an klinischen Studien in Ihrer Region.

Sobald Sie wegen Prostatakrebs behandelt wurden, sollten Sie sorgfältig auf ein Wiederauftreten überwacht werden. Zunächst werden Sie relativ häufig Nachuntersuchungen durchführen. Je länger Sie krankheitsfrei sind, desto seltener müssen Sie sich einer Untersuchung unterziehen. Ihr Arzt wird Ihnen mitteilen, wann er je nach Fall Nachuntersuchungen, PSAs und Röntgenaufnahmen oder Untersuchungen wünscht. Ihr Arzt wird wahrscheinlich auch regelmäßig während Ihrer Bürobesuche digitale Rektaluntersuchungen durchführen. Es ist sehr wichtig, dass Sie Ihren Arzt über alle Symptome informieren, die Sie erleben, und dass Sie alle Ihre Folgetermine einhalten.

Angst vor einem erneuten Auftreten, Beziehungshcrausforderungen, finanzielle Auswirkungen der Krebsbehandlung, Beschäftigungsprobleme und Bewältigungsstrategien sind häufig Es handelt sich um emotionale und praktische Probleme, die Überlebende von Prostatakrebs erleben. Ihr Gesundheitsteam kann Ressourcen für die Unterstützung und Bewältigung dieser praktischen und emotionalen Herausforderungen während und nach einer Krebserkrankung identifizieren.

Das Überleben bei Krebs ist ein relativ neuer Schwerpunkt der onkologischen Versorgung. Da es allein in den USA fast 17 Millionen Krebsüberlebende gibt, besteht die Notwendigkeit, Patienten beim Übergang von der aktiven Behandlung zum Überleben zu helfen. Was passiert als nächstes, wie kommen Sie wieder zur Normalität zurück, was sollten Sie wissen und tun, um in Zukunft gesund zu leben? Ein Hinterbliebenenversorgungsplan kann ein erster Schritt sein, um sich über die Bewältigung des Lebens nach einer Krebserkrankung zu informieren und Ihnen dabei zu helfen, kompetent mit Ihrem Gesundheitsdienstleister zu kommunizieren víders.

Reduzierung des Prostatakrebsrisikos durch Diät

Gesundheitsexperten haben festgestellt, dass die Prostatakrebsraten von Land zu Land und von Region zu Region auf der ganzen Welt stark variieren. Es gibt viele Gründe für diese Unterschiede, z. B. wie viel Bewegung die Menschen bekommen, Unterschiede in der Fettleibigkeitsrate und in der Genetik. Einer der größten Unterschiede zwischen Ländern mit niedrigem vs. Eine hohe Rate an Prostatakrebs ist eine Diät.

Viele Experten für Prostatakrebs glauben, dass diese Unterschiede in der Ernährung einer der Hauptgründe dafür sind, dass die Prostatakrebsraten in den verschiedenen Bereichen so unterschiedlich sind die Welt. Mit anderen Worten: Einige Arten der Ernährung scheinen vor Prostatakrebs zu schützen, während andere Ernährungsgewohnheiten das Risiko für Prostatakrebs erhöhen können k. Eine ausreichende Versorgung mit Vitaminen und Mineralien im Rahmen einer gesunden, ausgewogenen Ernährung kann einer der Schlüssel zur Abwehr von Prostatakrebs sein.

Und die Ernährung zu Ihrem Vorteil zu nutzen, kann sich auch im Kampf gegen Prostatakrebs als sehr nützlich erweisen. Laut Roberta Anding, einer registrierten Ernährungsberaterin, Dozentin am Baylor College of Medicine und Sprecherin, kann eine Diät ein wirksames Hilfsmittel sein Mann für die amerikanische Diätetische Vereinigung. Ganz gleich, ob es Ihr Ziel ist, Ihren Körper von bereits diagnostiziertem Prostatakrebs zu befreien oder zu verhindern, dass Sie selbst oder Ihre Angehörigen jemals an diesem Krebs erkranken Einige spezielle Lebensmittel, von denen bekannt ist, dass sie den Körper vor krebserregenden Karzinogenen schützen, umfassen:

- Tomaten. Tomaten enthalten viel Lycopin, das eine schützende Wirkung gegen Prostata-, Lungen- und

Magenkrebs haben könnte. Mehrere Studien deuten darauf hin, dass ein hoher Lycoren-Spiegel im Blut mit einem geringeren Risiko für Prostatakrebs verbunden ist und sogar dazu beitragen kann, die Ausbreitung zu verlangsamen Anzeige von Krebszellen. Lycoren ist am wirksamsten, wenn es in natürlicher Form eingenommen wird – also in der Nahrung und nicht als Nahrungsergänzungsmittel – und ist besonders wirksam in gekochten Tomaten. Sie können vielen Gerichten Tomaten oder Tomatenprodukte hinzufügen.

- Früchte. Es hat sich gezeigt, dass Diäten mit hohem Obst- und Gemüseanteil vor vielen Krebsarten schützen. Lycorenhaltige Früchte wie Guave, Paraguay und Wassermelone können besonders gut für Sie sein. Und einige Untersuchungen deuten darauf hin, dass Rektin ein häufiger Ballaststoff ist, der in Äpfeln, Aprikosen, Pflaumen und Zitrusfrüchten vorkommt und beim Menschen als Verdickungsmittel verwendet wird Ihre Marmeladen und Marmeladen können die Anzahl der Krebszellen um bis zu 40 Prozent reduzieren. Versuchen Sie, Obst in Ihre täglichen Mahlzeiten zu integrieren: Nehmen Sie eine Orange als Nachmittagssnack oder runden

Sie Ihr morgendliches Haferbrei mit gehackten Äpfeln ab.

- Gemüse. Eine ballaststoffreiche Ernährung mit viel Gemüse könnte der Grund dafür sein, dass asiatische Männer im Vergleich zu westlichen Männern so selten an Prostatakrebs erkranken, wie eine neue Studie zeigt om die Universität von Colorado findet. Außerdem könnte eine ballaststoffreiche Ernährung das Fortschreiten der Krankheit verlangsamen, sagen Forscher. Andere Studien haben herausgefunden, dass Brokkoli und Blumenkohl besonders wirksam bei der Reduzierung des Krebsrisikos sind, da Kreuzblütler das Wachstum verlangsamen Krebszellen im Körper. Fügen Sie Gemüse zu Ihren Lieblingsgerichten oder Aufläufen hinzu – oder machen Sie einen großen, bunten Salat.

- Grüner Tee und Soja. Obwohl die Vorteile dieser Lebensmittel bei der Bekämpfung von Prostatakrebs bisher nur in Laborumgebungen beobachtet wurden, glauben Forscher, dass sie vielversprechend sind. Versuchen Sie es mit beruhigendem Grüntee – oder fügen Sie Sojamilch zu Ihrer morgendlichen Tasse Kaffee hinzu.

- Fisch. Fisch, der Omega-3-Fettsäuren enthält (Lachs ist ein Beispiel), kann dazu beitragen, das Prostatakrebsrisiko zu verringern. Versuchen Sie, mehrmals pro Woche fetten Fisch in Ihren Speiseplan aufzunehmen.

Wenn Ihr Arzt Ihnen mitteilt, dass Sie diese Art von metastasiertem Prostatakrebs haben, bedeutet das, dass Ihr Krebs auf eine Hormontherapie reagiert (oder dass Sie eine solche Erkrankung haben). (Ich habe noch kein Hormontherapeutikum bekommen.) Die meisten Prostatakrebszellen benötigen männliche Sexualhormone, einschließlich Androgenen wie Testosteron. wachsen. Eine Art Hormontherapeutikum wie ein Androgenderivat könnte das Wachstum von mHSPC verlangsamen, indem es den Spiegel dieser Hormone senkt. Sie können auch Ihren Arzt fragen, ob Sie für klinische Studien in Frage kommen. Dennoch ziehen es einige Menschen mit mHSPC vor, eine Behandlung mit einer Option namens „aktive Überwachung" zu vermeiden oder zu verzögern. Das ist der Fall, wenn Ihr Arzt Ihre Gesundheit genau im Auge behält, Sie aber nicht behandelt, es sei denn, die Testergebnisse zeigen, dass Ihr

Krebs schlimmer wird rse. Sie könnten Ihren Arzt fragen, ob wachsames Warten eine Option für Sie ist.

Dies bedeutet, dass Sie eine Art von metastasiertem Prostatakrebs haben, der wachsen und sich ausbreiten kann, nachdem Sie eine Hormontherapie erhalten haben, um Ihre Testwerte zu senken e Ebenen. Dennoch bleiben die meisten Menschen mit mCRPC bei der Therapie mit Androgenderivaten, da diese möglicherweise noch wirksam gegen einige Prostatakrebszellen sind.

Ihr Arzt wird Ihnen möglicherweise weitere Behandlungen empfehlen, wie zum Beispiel:

- Chemotherapie
- Immuntherapeutikum
- Andere Hormonbehandlungen
- Medikamente, die Strahlung enthalten
- Behandlungen zur Linderung von Symptomen wie Schmerzen

Sie können auch herausfinden, ob eine klinische Studie für Sie das Richtige sein könnte. Manche Menschen mit mCRPC entscheiden sich einfach für eine aktive Überwachung oder für ein wachsames Abwarten.

Was sollte ich meinen Arzt bezüglich der Behandlung fragen?

Die amerikanische Krebsgesellschaft empfiehlt, dass Sie Fragen wie diese stellen:

- Welche Behandlung könnte für mich am besten sein?

- Was sind die möglichen Vorteile davon?

- Wie schnell sollte ich mit der Behandlung beginnen?

- Muss ich mich im Rahmen meiner Behandlung einer Operation unterziehen? Wenn ja, wie wird es sein und wer wird es tun?

- Benötige ich auch andere Behandlungen? Wenn ja, welchen Nutzen könnten sie mir bringen?

- Welche Nebenwirkungen könnten meine Behandlungen verursachen? Und was soll ich tun, wenn ich sie bekomme?

- Gibt es eine klinische Studie, die für mich eine gute Option sein könnte?

- Können Sie mir irgendwelche Vitamine oder Diäten besprechen, die ich verwende, um sicherzustellen, dass sie meine Krebsbehandlung nicht beeinträchtigen?

Wenn Sie behandelt wurden, insbesondere wenn ein Chirurg Ihre Prostata entfernt hat, sollte Ihr PSA-Wert beginnen zu sinken. Normalerweise warten Ärzte mehrere Wochen nach der Operation, bevor sie den PSA-Wert überprüfen. Ein Anstieg des PSA-Wertes nach der Behandlung kann ein Hinweis darauf sein, dass der Krebs wieder auftritt oder sich ausbreitet. In diesem Fall kann Ihr Arzt die gleichen Tests anordnen, die auch zur Diagnose des ursprünglichen Krebses verwendet werden, einschließlich einer CT-Untersuchung, einer MRT oder einer Knochenuntersuchung. Der Radiotracer Axumin könnte zusammen mit einem PET-Scan verwendet werden, um bei der Erkennung und Lokalisierung wiederkehrender Krebserkrankungen zu helfen. Auch wenn es sehr selten vorkommt, ist es möglich, metastasierten Prostatakrebs zu haben, ohne dass der PSA-Wert über dem Normalwert liegt. Gehen Sie zu allen Ihren Nachsorgeterminen beim Arzt. Teilen Sie Ihrem Arzt bei diesen Untersuchungen alle Symptome mit, die bei Ihnen auftreten, insbesondere solche wie Knochenschmerzen oder Blut in den Beinen. Sie können den Überblick über Ihre Symptome behalten, indem Sie sie in einem Tagebuch oder Tagebuch aufschreiben. Befolgen Sie zu Hause einige gesunde Gewohnheiten, damit Sie sich wohlfühlen:

- Ernähren Sie sich ausgewogen. Es kann Ihre Energie und Ihr Immunsystem stärken. Füllen Sie Ihren Teller mit Obst und Gemüse sowie ballaststoffreichen Lebensmitteln. Reduzieren Sie den Verzehr von Dickmachern, Zucker sowie verarbeiteten Lebensmitteln und Fleisch.

- Informieren Sie Ihren Arzt, wenn Sie Schwierigkeiten haben, ein gesundes Gewicht zu halten, oder wenn Sie den Appetit verlieren.

- Machen Sie Sport, wenn Ihr Arzt dies zulässt. Es kann gut für Ihren Körper und Geist sein. Es kann Ihnen auch dabei helfen, ein gesundes Gewicht zu halten, Ihre Kraft aufrechtzuerhalten und die Nebenwirkungen von Medikamenten zu bewältigen.

- Bevor Sie beginnen, fragen Sie Ihren Arzt, welche Übungsarten für Sie geeignet sind und wie viel Sie anstreben sollten. Der Arzt kann mit Ihnen über eine Aerobic-Übung sprechen, die Ihr Herz in Schwung bringt, und über ein Krafttraining.

Welche Lebensmittel erhöhen das Risiko für Prostatakrebs ?

Andererseits können viele Lebensmittel zur Entstehung oder Ausbreitung von Prostatakrebs beitragen. Untersuchungen zeigen beispielsweise, dass Männer, die viel rotes Fleisch konsumieren, möglicherweise ein höheres Risiko für die

Krankheit haben. Eine aktuelle Studie der Universität von Kalifornien, San Francisco, ergab, dass der Verzehr von gegrilltem oder gegrilltem Fleisch – besonders gut durchgebratenem Rindfleisch – 1 Das Risiko eines aggressiven Prostatakrebses ist doppelt so hoch. Auch andere Fleischsorten und verarbeitete Lebensmittel erhöhen mit größerer Wahrscheinlichkeit das Risiko von Prostatakrebs, also versuchen Sie, sie von Ihrem Teller fernzuhalten. Nehmen Sie stattdessen Ihr Protein über frische Stücke mageres Fleisch, Bohnen oder Hülsenfrüchte zu sich.

Obwohl fettarme Milchprodukte ein gesunder Bestandteil Ihrer Ernährung sein können, möchten Sie sie vielleicht einfach über Milchprodukte zu sich nehmen. Milchprodukte können die gleichen Fettsäuren enthalten, die auch in rotem Fleisch vorkommen, was das Risiko von Prostatakrebs tatsächlich erhöhen kann.

Die traditionelle japanische Ernährung und die südmediterrane Ernährung

Es ist bekannt, dass diese beiden Diäten mit Langlebigkeit und verringerten Risiken für Prostatakrebs verbunden sind. Die japanische Ernährung ist reich an grünem Tee, Soja, Gemüse und Fisch sowie kalorien- und fettarm. Die mediterrane Ernährung besteht aus frischem Obst und

Gemüse, Knoblauch, Tomaten, Rotwein, Olivenöl und Fisch. Beide enthalten wenig rotes Fleisch. Insbesondere sollten Sie diese Grundsätze berücksichtigen, wenn Sie Ihre tägliche Ernährung neu bewerten:

- Reduzieren Sie tierische Fette in Ihrer Ernährung. Studien zeigen, dass überschüssiges Fett, vor allem rotes Fleisch und fettreiche Milchprodukte, das Wachstum von Prostatakrebs fördert.

- Vermeiden Sie Transfettsäuren , von denen bekannt ist, dass sie das Krebswachstum fördern. Diese enthalten viel Margarine sowie frittierte und gebackene Lebensmittel.

- Erhöhen Sie den Verzehr von Frischfisch, der einen hohen Anteil an den sehr nützlichen Alpha-Omega-3-Fettsäuren hat. Idealerweise essen Sie mindestens zwei- bis dreimal pro Woche Kaltwasserfische wie Lachs, Sardinen, Makrele und Forelle. Der Fisch sollte gebraten, gebacken oder gegrillt (nicht verbrannt oder verkohlt) werden. Vermeiden Sie frittierten Fisch.

- Erhöhen Sie Ihren Verzehr von frischem Obst, Kräutern und Gemüse täglich deutlich. Wirksame Antikrebs-Nährstoffe werden regelmäßig in bunten

Früchten und Gemüse, frischen Kräutern, grünem Blattgemüse, Nüssen, Beeren und Samen entdeckt.

- Vermeiden Sie kalziumreiche Diäten, die nachweislich das Wachstum von Prostatakrebs fördern.
- Nehmen Sie täglich ein Multivitaminpräparat mit B-Komplex und Folsäure ein.
- Vermeiden Sie hochdosierte Zinkpräparate.
- Erhöhen Sie Ihren natürlichen Vitamin-C-Verbrauch – dazu gehören Zitrusfrüchte, Beeren, Spinat, Kantine, Süßwaren und Mango.
- Trinken Sie mehrmals pro Woche grünen Tee.
- Vermeiden Sie überschüssige konservierte, eingelegte oder gesalzene Lebensmittel.
- Essen Sie regelmäßig rote Trauben, trinken Sie roten Traubensaft oder Rotwein.
- Essen Sie häufig dunkelgrünes Blattgemüse.
- Kreuzblütler sind vorbeugende Maßnahmen gegen Krebs. Dazu gehören Kohl, Brokkoli und Blumenkohl.
- Tomaten und insbesondere Tomatenprodukte enthalten sehr viel Lycoren, eine wirksame Substanz gegen Krebs. Dazu gehören Pizzasoße, Tomatenmark und Ketschup.

- Vermeiden Sie Leinsamenöl. Dies kann das Wachstum von Prostatakrebs anregen. Sie können die sehr gesunden Alpha-Omega-3-Fettsäuren, die Sie benötigen, durch frischen Fisch und Nüsse erhalten.

- Verwenden Sie Olivenöl, das sehr gesund und reich an Vitamin E und Antioxidantien ist. Avocadoöl ist auch gut. Vermeiden Sie Öle mit einem hohen Gehalt an ungesättigten Fetten wie Mais, Raps oder Soja.

- Nehmen Sie Vitamin E, 50 bis 100 IE Gamma und D-Alpha nur mit Zustimmung Ihres Arztes ein. Einige aktuelle Studien haben Bedenken hinsichtlich schwerwiegender Risiken bei der Einnahme von Vitamin E geäußert. Zu den natürlichen Quellen gehören Nüsse, Samen, Olivenöl, Avocadoöl, Weizenkeime, Getreide und fettfreie Milch.

- Selen ist ein sehr wirksames Antioxidans und das Rückgratmolekül des Immunsystems Ihres Körpers. Die meisten Studien befürworten eine tägliche Selenergänzung von 200 Mikrogramm pro Tag. Die Vorteile scheinen nur für diejenigen zu gelten, die einen niedrigen Selenspiegel haben, der schwierig und teuer zu messen ist. Da es nur etwa 7 Cent pro Tag kostet und in diesen Mengen nicht giftig ist, ist es für alle Männer sinnvoll, Selen einzunehmen. Zu den natürlichen Quellen gehören Paranüsse, frischer Fisch, Getreide, Pilze, Weizenkeime, Kleie, Vollkornbrot, Hafer und brauner Reis.

Kapitel zwei

Proteinreiche Brauntöne

Zusammenfassung des Rezepts

Vorher: 15 Min

Kochen: 30 Minuten

Gesamt: 45 Min

Portionen: 16

Ausbeute: 1 9-Zoll-Backform

Zutaten

- 1 Tasse gemischte Nüsse
- 1 Tasse brauner Zucker
- ½ Tasse Leinsamenöl
- ¼ Tasse ungesalzene Butter, weich
- 3 Eier

- 2 Teelöffel Vanilleextrakt

- 1 Tasse Mandelmehl

- ¾ Tasse ungesüßtes Kakaopulver

- ¼ Tasse Allzweckmehl

- 2 Unzen 70 % dunkle Schokolade, in kleine Stücke gebrochen

- 2 Teelöffel Backpulver

Anweisungen

Schritt 1

Den Ofen auf 350 Grad F (175 Grad C) vorheizen. Fetten Sie eine 9-Zoll-Backform ein.

Schritt 2

Verteilen Sie gemischte Nüsse auf einem Backblech.

Schritt 3

Im vorgeheizten Ofen rösten, bis die Nüsse anfangen, goldbraun zu werden und zu duften, 10 bis 12 Minuten. Abkühlen lassen.

Schritt 4

Braunen Zucker, Leinöl und Butter in einer Schüssel cremig rühren. Fügen Sie ein Ei nach dem anderen hinzu und verquirlen Sie es nach jeder Zugabe gut. Vanilleextrakt unterrühren. Fügen Sie 2/3 Tasse geröstete Nüsse, Mandelmehl, Kakaopulver, Allzweckmehl, dunkle Schokolade und Backpulver hinzu; Den Teig gut vermischen.

Schritt 5

Den Teig in die vorbereitete Backform füllen. Streuen Sie die restlichen 1/3 Tasse geröstete Nüsse darüber.

Schritt 6

Im vorgeheizten Ofen backen, bis ein in die Mitte gesteckter Zahn sauber herauskommt, etwa 20 Minuten.

Anmerkung von Cook:

Ersetzen Sie bei Bedarf das Leinsamenöl durch Sonnenblumenöl.

Nährwertangaben

Pro Portion: 266 Kalorien; Protein 5,5 g; Kohlenhydrate 18,8 g; Fett 20,6 g; Cholesterin 42,7 mg; Natrium 135,4 mg.

Schokoladen-Fruchtriegel II

Zusammenfassung des Rezepts

Portionen: 18

Ausbeute: 18 Riegel

Zutaten

- ¼ Tasse Kakaopulver
- 1 Tasse geriebene Kokosnuss
- ⅓ Tasse Rosinen
- ½ Tasse Cornflakes-Müsli
- ¼ Tasse gehackte Walnüsse
- 1 Teelöffel Sherry
- 2 Tassen Vanille-Waffelbrösel
- ¼ Tasse gesüßte Kondensmilch
- 3 (1 Unze) ungesüßte Schokolade

Anweisungen

Schritt 1

Einen 7 oder 8 Zoll breiten Rand leicht mit Butter bestreichen.

Schritt 2

Alle Zutaten (außer Schokoladensud) in die Rührschüssel geben und gut vermischen. Drücken Sie in pan; glatte Oberfläche.

Schritt 3

Schokolade im Doppelgrill schmelzen; Gleichmäßig über die Mischung verteilen. Mit der Gabel einritzen. Im Kühlschrank aufbewahren, bis es fest ist. In kleine Riegel schneiden.

Nährwertangaben

Pro Portion: 175 Kalorien; Protein 2,5 g; Kohlenhydrate 23,7 g; Fett 9,1 g; Cholesterin 1,4 mg; Natrium 87,1 mg.

No-Bake Power Bites

Zusammenfassung des Rezepts

Vorher: 15 Min

Zusätzlich: 30 Min

Gesamt: 45 Min

Portionen: 24

Ergiebigkeit: 2 Dutzend Bissen

Zutaten

- ½ Tasse Mandelbutter
- ⅓ Tasse Honig
- 1 Teelöffel Vanilleextrakt oder mehr nach Geschmack
- 1 Tasse Haferflocken
- 1 Tasse ungesüßte Kokosraspeln

- ½ Tasse Schokoladenstückchen
- ½ Tasse Kakaonibs
- Meersalz nach Geschmack

Anweisungen

Schritt 1

Mandelbutter, Honig und Vanilleextrakt in einer Schüssel glatt rühren. Hafer, Kokosnuss, Schokoladenstückchen, Kakaonibs und Meersalz in die Mandelbuttermischung einrühren, bis alles gut vermischt ist; 30 Minuten im Kühlschrank lagern.

Schritt 2

Rollen Sie die Mischung mit Ihren Händen zu Kugeln.

Anmerkungen von Cook:

Anstelle der Mandelbutter kann auch jede andere Nussbutter verwendet werden. Ersetzen Sie Honig durch Agavennektar oder einen anderen natürlichen Süßstoff. Ersetzen Sie die Schokoladenstückchen durch ungesüßte getrocknete Kirschen oder Trockenfrüchte. Ersetzen Sie die Kakaobohnen durch gemahlene Leinsamen oder Chiasamen.

Nährwertangaben

Pro Portion: 124 Kalorien; Protein 1,8 g; Kohlenhydrate 12,3 g; Fett 8,3 g; Natrium 42,9 mg.

Rezeptzusammenfassung

Vorbereitung: 20 Minuten

Kochen: 30 Minuten

Gesamt: 50 Minuten

Portionen: 8

Ergiebigkeit: 8 Portionen

Zutaten

- 1 mittelgroßer Kohlkopf, gehackt
- 1 Zwiebel, gehackt
- 3 große Karotten, gehackt
- 3 Stangen Sellerie, gehackt
- 3 Tomaten, gehackt
- 16 Unzen gefrorene grüne Bohnen
- 2 (1 Unze) Packungen trockene Zwiebelsuppenmischung
- 6 Tassen Wasser

Anweisungen

Schritt 1

Kombinieren Sie Wasser, Suppenmix und Gemüse in einem großen Suppentopf. Zum Kochen bringen. Reduzieren Sie die Hitze und lassen Sie es köcheln, bis das Gemüse weich ist.

Nährwertangaben

Pro Portion: 94 Kalorien; Protein 3,6 g; Kohlenhydrate 21g; Fett 0,5 g; Natrium 672,9 mg.

Vegane italienische Gemüsesuppe

Zusammenfassung des Rezepts

Portionen: 6

Ergiebigkeit: 6 Portionen

Zutaten

- 2 (14,5 Unzen) Dosen Gemüsebrühe
- 1 (28 Unzen) Dose geschälte und zerkleinerte Tomaten
- 2 große Karotten, grob gehackt
- ½ Tasse gefrorene grüne Bohnen
- 1 Stange Sellerie, in dicke Scheiben geschnitten
- ⅓ Tasse gefrorene kleine Zwiebeln
- 2 Knoblauchzehen, gehackt

* 1 Esslöffel getrocknete Petersilie
* ¾ Teelöffel getrocknetes Basilikum
* 1 Lorbeerblatt
* 1 Würfel Gemüsebrühe
* ½ Tasse Makkaroni
* 1 (15 Unzen) Dose Nierenbohnen, abgetropft
* 3 kleine Zucchini, gewürfelt

Anweisungen

Schritt 1

Geben Sie in einen großen Topf oder einen holländischen Ofen Brühe, Tomaten, Karotten, gefrorene grüne Bohnen, Sellerie, Zwiebeln, Knoblauch, Petersilie, Basilikum, Lorbeerblatt und Gemüsebrühe zum Kochen bringen. Hitze reduzieren. Abdecken und 15 Minuten köcheln lassen.

Schritt 2

Makkaroni, Kidneybohnen und Zucchini unterrühren. Bringen Sie die Suppe wieder zum Kochen und reduzieren Sie dann die Hitze, damit sie köcheln kann. Abdecken und 10 bis 15 Minuten kochen lassen. Lorbeerblatt entfernen und servieren.

Nährwertangaben

Pro Portion: 185 Kalorien; Protein 9,1 g; Kohlenhydrate 37,2 g; Fett 1,3 g; Natrium 634,4 mg.

Zusammenfassung des Rezepts

Vorher: 25 Min

Kochen: 1 Stunde und 30 Minuten

Gesamt: 1 Stunde und 55 Minuten

Portionen: 8

Ausbeute: 1 1/2 Gallonen

Zutaten

- 2 Tassen gehackte Babykarotten
- 2 Backkartoffeln, in Würfel schneiden
- 1 kleine süße Zwiebel, gehackt
- 2 Stangen Sellerie, gehackt
- 1 (14 Unzen) große Nordbohnen, abgespült und abgetropft
- ½ kleiner Kohlkopf, gehackt
- 1 (14 Unzen) Dose gewürfelte Tomaten
- 2 Tassen geschnittene frische grüne Bohnen (1/2 Zoll Stücke)
- 1 (32 Unzen) Karton Hühnerbrühe

- 2 (14 Unzen) Dosen Gemüsebrühe

- 2 Tassen Wasser

- 1 ½ Teelöffel getrocknetes Basilikum

- 1 Prise abgeriebener Salbei

- 1 Prise getrocknete Thymianblätter

- Salz nach Geschmack

Richtungen

Schritt 1

Kombinieren Sie die kleinen Karotten, Kartoffeln, Zwiebeln, Sellerie, Bohnen, Kohl, Tomaten, grüne Bohnen, Hühnerbrühe, Gemüsebrühe, Wasser, Basilikum , Salbei, Thymian und Salz in einem großen Topf; zum Kochen bringen. Reduzieren Sie die Hitze auf einen niedrigen Wert. abdecken. Etwa 90 Minuten köcheln lassen, bis das Gemüse weich ist.

Nährwertangaben

Pro Portion: 166 Kalorien; Protein 7,6 g; Kohlenhydrate 32,6 g; Fett 0,9 g; Cholesterin 2,8 mg; Natrium 866,6 mg.

Zusammenfassung des Rezepts

Portionen:

6

Ertrag:

6 Portionen

Zutaten

- 1 (14 Unzen) Dose Hühnerbrühe
- 1 (11,5 Unzen) Dose Tomaten-Gemüsesaft-Cocktail
- 1 Tasse Wasser
- 1 große Kartoffel, gewürfelt
- 2 Karotten, in Scheiben geschnitten
- 2 Stangen Sellerie, gewürfelt
- 1 (14,5 Unzen) Dose gewürfelte Tomaten
- 1 Tasse gehackte frische grüne Bohnen
- 1 Tasse frische Maiskörner
- Mit Salz und Pfeffer abschmecken
- Kreolische Gewürze nach Geschmack

Anweisungen

Schritt 1

In einer großen Brühe Brühe, Tomatensaft, Wasser, Kartoffeln, Karotten, Sellerie, nicht abgetropfte, gehackte Tomaten, grüne Bohnen und Mais vermischen. Mit Salz, Salz und kreolischer Würze würzen. Zum Kochen bringen und 30 Minuten köcheln lassen, bis das gesamte Gemüse weich ist.

Nährwertangaben

Pro Portion: 116 Kalorien; Protein 4g; Kohlenhydrate 24,3 g; Fett 0,6 g; Cholesterin 1,6 mg; Natrium 639,5 mg.

Küchenspülsuppe

Zusammenfassung des Rezepts

Vorher: 20 Min

Kochen: 30 Minuten

Gesamt: 50 Minuten

Portionen: 10

Ergiebigkeit: 10 Portionen

Zutaten

- 10 Tassen Hühnerbrühe
- 2 Kartoffeln, gewürfelt
- 2 Karotten, in Scheiben geschnitten

- 2 Stangen Sellerie, gewürfelt

- 5 frische Pilze, in Scheiben geschnitten

- 1 grüne Paprika, gehackt

- 1 frischer Brokkoli, gehackt

- 4 Tassen Blumenkohlblüten

- 1 Stück, in Scheiben geschnitten

- 1 Zwiebel, gehackt

- 1 Tasse grüne Bohnen

- 1 Tasse geschnittene grüne Bohnen, abgetropft

- 1 Tasse Wachsbohnen, abgetropft

- ½ Tasse gekochte Kichererbsen

- ½ Tasse gekochte weiße Bohnen

- Nach Geschmack salzen und mahlen

- 1 Teelöffel getrocknete Petersilie

Anweisungen

Schritt 1

In einem großen Suppentopf alle Zutaten vermischen und bei mittlerer Hitze teilweise abgedeckt etwa 30 Minuten garen, oder bis das Gemüse zart ist. Heiß mit Butterkeksen servieren.

Nährwertangaben

Pro Portion: 160 Kalorien; Protein 10,3 g; Kohlenhydrate 26,3 g; Fett 1,9 g; Natrium 1008,1 mg.

Zusammenfassung des Rezepts

Vorher: 10 Min

Kochen: 5 Min

Zusätzlich: 1 Std

Gesamt: 1 Stunde und 15 Minuten

Portionen: 12

Ausbeute: 12 Kekse

Zutaten

- 2 Tassen weißer Zucker
- ½ Tasse ungesüßtes Kakaopulver
- ½ Tasse Butter
- ½ Tasse Milch
- 2 Tassen Haferflocken
- 1 Tasse Kokosflocken
- 1 Teelöffel Vanilleextrakt

Anweisungen

Schritt 1

Zucker, Kakaopulver, Butter und Milch in einem Topf bei starker Hitze vermischen und 5 Minuten kochen lassen. Schalten Sie die Hitze aus und rühren Sie sofort Haferflocken, Kokosnuss und Vanilleextrakt unter.

Schritt 2

Geben Sie mehrere Tische auf das Wachspapier und lassen Sie es 1 Stunde lang im Kühlschrank abkühlen.

Anmerkung von Cook:

Stellen Sie sicher, dass Sie es mindestens 5 Minuten lang kochen, und geben Sie den Vanilleextrakt direkt nach dem Kochen hinein.

Nährwertangaben

Pro Portion: 290 Kalorien; Protein 3,1 g; Kohlenhydrate 48,1 g; Fett 11g; Cholesterin 21,1 mg; Natrium 77,8 mg.

Keine Schokoladenkekse backen I

Rezept Zusammenfassungstest

Portionen: 30

Ausbeute: 5 Dutzend

Zutaten

- 1 l Butter

- 2 Tassen weißer Zucker

- ½ Tasse Kondensmilch

- 5 Teelöffel ungesüßtes Kakaopulver

- 1 Tasse Kokosflocken

- 3 Tassen Haferflocken

Anweisungen

Schritt 1

Haferflocken und Kokosnuss in einer großen Schüssel vermischen.

Schritt 2

Geben Sie die anderen Zutaten bei mittlerer Hitze in einen Topf und rühren Sie dabei ständig um. Wenn die Mischung zum Kochen kommt, lassen Sie sie zwei Minuten lang kochen . (Je länger Ihre Kekse bleiben, desto bröckeliger werden sie, je kürzer sie sind, desto klebriger werden sie).

Schritt 3

Vom Herd nehmen und über die Haferflocken-Kokos-Mischung gießen. Lassen Sie es jetzt gut einwirken, mischen Sie es gut und geben Sie es bald auf das gewachste Papier.

Lassen Sie es fest werden und abkühlen. Hervorragend zum Einfrieren geeignet.

Nährwertangaben

Pro Portion: 154 Kalorien; Eiweiß 1,6 g; Kohlenhydrate 20,7 g; Fett 7,7 g; Cholesterin 17,5 mg; Natrium 55,6 mg.

Schokoladenkekse für spezielle Diäten

Zusammenfassung des Rezepts

Vorbereitung: 15 Minuten

Kochen: 12 Min

Zusätzlich: 23 Min

Gesamt: 50 Minuten

Portionen:

48

Ertrag:

4 Dutzend

Zutaten

- ½ Tasse Butter, weich
- ¾ Tasse granulierter künstlicher Süßstoff
- 2 Esslöffel Wasser

- ½ Teelöffel Vanilleextrakt

- 1 Ei, geschlagen

- 1 ⅛ Tassen Allzweckmehl

- ½ Teelöffel Backpulver

- ½ Teelöffel Salz

- ½ Tasse halbsüße Schokoladenstückchen

- ½ Tasse gehackte Recans

Anweisungen

Schritt 1

Den Ofen auf 375 Grad F (190 Grad C) vorheizen.

Schritt 2

In einer mittelgroßen Schüssel die Butter und den Zuckerersatz cremig schlagen. Wasser, Vanille und Ei untermischen. Mehl, Backpulver und Salz zusammen sieben; In die cremige Mischung einrühren. Die Schokoladenstückchen untermischen und zerkleinern. Lassen Sie Kekse fallen, indem Sie Teelöffel davon auf ein Keksblatt häufen.

Schritt 3

Im vorgeheizten Ofen 10 bis 12 Minuten backen. Nehmen Sie es aus den Backblechen, um es auf Gitterrosten abzukühlen. Diese Kekse lassen sich gut einfrieren.

Nährwertangaben

Pro Portion: 60 Kalorien; Protein 4,2 g; Kohlenhydrate 3,5 g; Fett 3,4 g; Cholesterin 9 mg; Natrium 53,8 mg.

Zusammenfassung des Rezepts

Vorher: 5 Min

Kochen: 5 Min

Gesamt: 10 Min

Portionen: 6

Ergiebigkeit: 6 Portionen

Zutaten

- ⅛ Tasse natives Olivenöl extra
- 7 Knoblauchzehen, in Scheiben geschnitten
- 1 Chilischote, gehackt (optional)
- 1 Kopf frischer Brokkoli, gehackt
- 1 Bund Grünkohl, Stiele entfernt und gehackt

- ¼ Tasse sonnengetrocknete Tomaten, in dünne Streifen geschnitten
- Saft von 2 Limetten
- Salz

Anweisungen

Schritt 1

Erhitzen Sie das Olivenöl in einem großen Wok oder einer Pfanne bei starker Hitze. Knoblauch und Chilipulver unterrühren; 2 Minuten kochen lassen, dabei häufig umrühren. Brokkoli unterrühren; 1 Minute kochen lassen. Grünkohl hinzufügen und 2 Minuten kochen lassen, dabei häufig umrühren. Getrocknete Tomaten unterrühren. Mit Limettensaft aufgießen und mit Salz abschmecken. Gut.

Nährwertangaben

Pro Portion: 114 Kalorien; Protein 4,6 g; Kohlenhydrate 15g; Fett 5,5 g; Natrium 97,1 mg.

Dannys hausgemachte Sragetti-Sauce aus frischen Zutaten

Zusammenfassung des Rezepts

Vorher: 30 Min

Kochen: 25 Min

Gesamt: 55 Minuten

Portionen: 4

Ausbeute: 4 Portionen

Zutaten

- 1 Esslöffel Olivenöl
- ½ rundes Hackfleisch
- 1 Teelöffel gemahlener Kreuzkümmel
- 1 ½ Tomaten, gehackt
- ⅓ Zwiebel, gehackt
- ¼ Glockenbrei, gewürfelt
- 3 Knoblauchzehen, gehackt
- 1 ½ Tomaten, geteilt
- ⅔ Zwiebel, in Stücken
- ¼ Glockenrepper
- ⅓ Tasse Wasser oder nach Bedarf
- 1 Esslöffel Essig
- 3 Knoblauchzehen
- 2 Teelöffel Worcestershire-Sauce
- 2 Teelöffel getrocknetes Basilikum
- 2 Teelöffel getrockneter Oregano
- 2 Teelöffel getrocknete Petersilie
- 2 Teelöffel getrockneter Koriander
- 2 Teelöffel Aprrika

- 1 Teelöffel Sojasauce
- 1 Teelöffel scharfe Soße (z. B. Tabasso® Chipotle-Pfeffersoße)
- 1 Teelöffel brauner Zucker
- Salz nach Geschmack

Anweisungen

Schritt 1

Öl in einem Topf bei mittlerer Hitze erhitzen. Hackfleisch und Kreuzkümmel hinzufügen; 5 bis 10 Minuten kochen und umrühren, bis das Fleisch leicht gebräunt ist. Gehackte Tomaten, gehackte Zwiebeln, gewürfeltes Paprikapulver und gehackten Knoblauch unterrühren; 5 bis 7 Minuten kochen und umrühren, bis das Fleisch gebräunt und das Gemüse weich ist.

Schritt 2

Kombinieren Sic gewürfelte Tomaten, gehackte Zwiebeln, Paprika, Wasser, Essig, Knoblauchzehen, Worcestershire-Sauce, Basilikum, Oregan, Petersilie, Koriander usw Mais, Sojasoße, scharfe Soße, brauner Zucker und Salz in einen Mixer geben; Mischen Sie die Sauce auf die gewünschte Dicke. Fügen Sie mehr Wasser hinzu, wenn Sie eine dünnere Sauce wünschen.

Schritt 3

Gießen Sie die Soße über das Hackfleisch. Abdecken und kochen, bis die Sauce die gewünschte Konsistenz erreicht hat, 15 bis 20 Minuten.

Hinweise von Cook:

Getrocknete scharfe Chilischoten können durch scharfe Chilisauce ersetzt werden.

Soße kann vorher gemischt und gekühlt werden, sodass die Aromen mehr Zeit haben, sich zu vermischen.

Nährwertangaben

Pro Portion: 202 Kalorien; Protein 12,2 g; Kohlenhydrate 15,5 g; Fett 10,9 g; Cholesterin 35,3 mg; Natrium 194,5 mg.

Birria-Rezept

Rezeptzusammenfassung

Vorher: 20 Min

Kochen: 3 Stunden und 15 Minuten

Zusätzlich: 5 Min

Gesamt: 3 Stunden und 40 Minuten

Portionen: 12

Ergiebigkeit: 12 Portionen

Zutaten

- 5 getrocknete Anahéim-Chilischoten, entstielt und entkernt
- 5 Guajillo-Chili-Rezepte, entstielt und entkernt
- Wasser zum Abdecken
- ¼ Zwiebel
- 1 Esslöffel gemischte Gewürze oder mehr nach Geschmack
- 1 Esslöffel Salz, oder nach Geschmack
- 3 Runden gewürfeltes Rinderschmorfleisch
- 6 Lorbeerblätter

Anweisungen

Schritt 1

Geben Sie Anaheim und Guajillo in eine Schüssel und bedecken Sie es mit Wasser. zum Kochen bringen. Reduzieren Sie die Hitze auf mittlere bis niedrige Stufe und lassen Sie es etwa 15 Minuten lang köcheln, bis es weich ist. Nehmen Sie die Sauce vom Herd und lassen Sie sie 5 Minuten lang abkühlen.

Schritt 2

Geben Sie Chilis und Wasser in einen Mixer. Fügen Sie Zwiebeln, gemischte Gewürze und Salz hinzu. Mischen, bis die Sauce glatt ist.

Schritt 3

Schmorfleisch, Soße und Lorbeerblätter in einem großen Topf vermischen; Bei mittlerer bis niedriger Hitze kochen, bis das Fleisch sehr zart ist, 3 bis 5 Stunden.

Tip

Aluminiumfolie hilft, Lebensmittel feucht zu halten, sorgt dafür, dass sie gleichmäßig garen, hält Reste frisch und erleichtert die Reinigung.

Nährwertangaben

Pro Portion: 159 Kalorien; Protein 21,3 g; Kohlenhydrate 2,7 g; Fett 6,6 g; Cholesterin 59,9 mg; Natrium 630,4 mg.

Authentische mexikanische Chili-Röllchen

Zusammenfassung des Rezepts

Vorher: 25 Min

Kochen: 20 Minuten

Zusätzlich: 15 Min

Gesamt: 1 Std

Portionen: 6

Ergiebigkeit: 6 Portionen

Zutaten

- 6 frische Anaheim-Chili-Rezepte
- 1 (8 Unzen) Päckchen Queue Asadéro (weißer mexikanischer Käse), in 3/4 Zoll dicke Streifen geschnitten
- 2 Eier, getrennt
- 1 Teelöffel Backpulver
- ¾ Tasse Allzweckmehl
- 1 Tasse Gemüsefett zum Braten

Anweisungen

Schritt 1

Heizen Sie den Grill im Ofen vor und stellen Sie den Rost etwa 15 cm von der Wärmequelle entfernt auf. Ein Backblech mit Aluminiumfolie auslegen. Legen Sie die Backwaren auf das vorbereitete Backblech und lassen Sie sie etwa 10 Minuten unter dem vorgeheizten Grill garen, bis die Haut der Backwaren schwarz wird und Blasen bildet. Drehen Sie die Scheiben häufig, um alle Seiten zu schwärzen. Geben Sie die geschwärzten Zutaten in eine Schüssel und verschließen Sie diese fest mit einer Plastikfolie. Lassen Sie die Zutaten etwa 15 Minuten lang abkühlen.

Schritt 2

Es wird nicht so einher, dass sie nicht mehr als die Aufgabe erhoben werden, und es ist eine lange Zeit zu werden, um es zu tun. Spülen Sie die Mittel von innen und außen ab und trocknen Sie sie mit Papiertüchern ab. Füllen Sie die Käsestücke mit Käsestreifen.

Schritt 3

Das Eigelb in einer Schüssel mit dem Backpulver verquirlen. In einer zweiten Metallschüssel das Eiweiß mit einem Elektromixer schlagen, bis das Eiweiß steif ist. Das geschlagene Eiweiß vorsichtig unter die Eigelbmischung heben. Mehl in eine flache Schüssel geben.

Schritt 4

Erhitzen Sie das Gemüsefett in einer Pfanne bei mittlerer Hitze. Rollen Sie jede gefüllte Paprika in Mehl, klopfen Sie überschüssiges Mehl ab und tauchen Sie die Zutaten in die Eiermischung, um beide Seiten zu bedecken. Legen Sie die beschichteten Stoffe vorsichtig in das heiße Fett. Braten Sie die Käse ca. 5 Minuten pro Seite, bis sie leicht goldbraun sind und der Käse geschmolzen ist.

Anmerkung des Herausgebers

Die Nährwertangaben für dieses Rezept beinhalten die volle Mehlmenge zum Panieren. Die tatsächlich verzehrte Brotmenge kann variieren.

Nährwertangaben

Pro Portion: 263 Kalorien; Protein 13,1 g; Kohlenhydrate 17,3 g; Fett 16g; Cholesterin 101,7 mg; Natrium 356,6 mg.

Einfacher Knoblauch-Grünkohl

Zusammenfassung des Rezepts

Vorher: 10 Min

Kochen: 10 Min

Zusätzlich: 5 Min

Gesamt: 25 Minuten

Portionen: 4

Ergiebigkeit: 4 Portionen

Zutaten

- 1 Bund Grünkohl
- 1 Esslöffel Olivenöl
- 1 Teelöffel gehackter Knoblauch

Anweisungen

Schritt 1

Weichen Sie die Grünkohlblätter etwa zwei Minuten lang in einer großen Schüssel mit Wasser ein, bis Schmutz und Sand auf den Boden zu fallen beginnen. Heben Sie den Grünkohl aus der Schüssel, ohne die Blätter auszutrocknen, und entfernen und entsorgen Sie sofort die Stängel. Schneiden Sie die Grünkohlblätter in 2,5 cm große Stücke.

Schritt 2

Olivenöl in einer großen Pfanne bei mittlerer Hitze erhitzen; Kochen Sie den Knoblauch und rühren Sie ihn etwa 1 Minute lang um, bis er brutzelt. Grünkohl in die Pfanne geben und einen Deckel darüber legen.

Schritt 3

5 bis 7 Minuten unter gelegentlichem Rühren mit einer Zange kochen, bis der Grünkohl hellgrün und leicht zart ist.

Nährwertangaben

Pro Portion: 87 Kalorien; Protein 3,7 g; Kohlenhydrate 11,4 g; Fett 4,2 g; Natrium 48,3 mg.

Anaheim Fischtacos

Zusammenfassung des Rezepts

Vorher: 15 Min

Kochen: 30 Minuten

Gesamt: 45 Minuten

Portionen: 6

Ergiebigkeit: 6 Portionen

Zutaten

- 1 Teelöffel Pflanzenöl
- 1 Anaheim-Chili-Repertoire, gehackt
- 1 Lauch, gehackt
- 2 Knoblauchzehen, zerdrückt
- Salz und Pfeffer nach Geschmack
- 1 Tasse Hühnerbrühe
- 2 große Tomaten, gewürfelt
- ½ Teelöffel gemahlener Kreuzkümmel
- 1 ½ Runde Heilbuttfilets
- 1 Limette
- 12 Maistortillas

Anweisungen

Schritt 1

Erhitzen Sie das Öl in einer großen Pfanne bei mittlerer Hitze und braten Sie die Chili, den Lauch und den Knoblauch an, bis sie zart und leicht gebräunt sind. Mit Salz und Pfeffer würzen.

Schritt 2

Mischen Sie die Hühnerbrühe und die Tomaten in der Pfanne und würzen Sie sie mit Kreuzkümmel. Zum Kochen bringen. Reduzieren Sie die Hitze auf einen niedrigen Wert. Geben Sie den Heilbutt in die Mischung. Mit Limettensaft bestreuen. 15 bis 20 Minuten kochen lassen, bis sich der Heilbutt leicht mit einer Gabel zerteilen lässt. Zum Servieren in erwärmte Maistortillas einwickeln.

Nährwertangaben

Pro Portion: 273 Kalorien; Protein 27,7 g; Kohlenhydrate 29,9 g; Fett 5,1 g; Cholesterin 36,3 mg; Natrium 285,8 mg.

Curry-Wintersud

Zusammenfassung des Rezepts

Vorher: 10 Min

Kochen: 5 Min

Gesamt: 15 Min

Portionen: 6

Ergiebigkeit: 6 – 1/2 Tassen Portionen

Zutaten

- 3 Tassen gekochter, pürierter Winterbrei
- 1 ½ Esslöffel Currypulver
- 2 Esslöffel Butter oder transfettfreie Margarine
- 2 Esslöffel Ahornsirup
- ½ Teelöffel Salz oder nach Geschmack
- ¼ Teelöffel Cayennepfeffer, oder nach Geschmack
- 3 Esslöffel gesüßte Kokosflocken, geröstet (optional)

Anweisungen

Schritt 1

Kombinieren Sie in einer mittelgroßen Schüssel die ersten sechs Zutaten. In der Mikrowelle auf höchster Stufe erhitzen, bis es durchgewärmt ist, etwa 5 Minuten. Bei Bedarf mit Kokosnuss bestreuen. Servieren.

Tipps

Korrrecht 2006 Jean Carréer. Zuerst gedruckt am USA WEEKEND. Alle Rechte vorbehalten.

Nährwertangaben

Pro Portion: 114 Kalorien; Protein 1,4 g; Kohlenhydrate 17,1 g; Fett 5,5 g; Cholesterin 10,2 mg; Natrium 230,3 mg.

Rezeptzusammenfassung

Vorher: 10 Min

Kochen: 30 Minuten

Gesamt: 40 Minuten

Portionen: 12

Ausbeute: 12 Brauntöne

Zutaten

- Inhaltsstoffecheck
- ¾ Tasse Kokospulver
- ½ Teelöffel Backpulver
- ⅔ Tasse Kokosnussöl, geteilt
- ½ Tasse kochendes Wasser
- 1 Tasse Stevia-Zuckerersatz (z. B. Truvia®)
- 2 Eier
- 1 ⅓ Tassen Mandelmehl
- 1 Teelöffel Vanilleextrakt
- ¼ TL Salz

Richtungen

Schritt 1

Den Ofen auf 350 Grad F (175 Grad C) vorheizen. Eine 20 cm große Backform leicht mit Kokosöl einfetten.

Schritt 2

Kakaopulver und Backpulver in einer Schüssel verquirlen. 1/3 Tasse Kokosöl und kochendes Wasser hinzufügen; Mischen, bis alles gut vermischt ist. Restliche 1/3 Tasse Kokosnussöl, Stevia und Eier hinzufügen; gut vermischen. Mandelmehl, Vanilleextrakt und Salz unter den Teig heben.

Schritt 3

Den Teig in die gefettete Form gießen.

Schritt 4

30 bis 40 Minuten im vorgeheizten Ofen backen, bis die Oberfläche trocken ist und sich die Ränder von den Seiten der Form zu lösen beginnen. Lassen Sie es abkühlen, bevor Sie es in 12 Stücke schneiden.

Hinweis von Cook:

Ersetzen Sie das Stevia nach Wunsch durch 2 Tassen Zucker.

Nährwertangaben

Pro Portion: 222 Kalorien; Protein 5g; Kohlenhydrate 17,5 g; Fett 20,5 g; Cholesterin 31 mg; Natrium 114 mg.

Zusammenfassung des Rezepts

Vorher: 15 Min

Kochen: 10 Min

Zusätzlich: 10 Min

Gesamt: 35 Minuten

Portionen: 24

Ausbeute: 2 Dutzend

Zutaten

- ½ Tasse Kokospalmenzucker
- ¼ Tasse natives Kokosnussöl extra, bei Zimmertemperatur
- ½ Teelöffel Backpulver
- Himalaja-Rosasalz nach Geschmack
- 2 Tassen Mandelmehl
- 2 Eier
- 1 Esslöffel Vanilleextrakt

- 1 Tasse Schokoladenstückchen (z. B. Ghirárdelli®)

Richtungen

Schritt 1

Den Ofen auf 350 Grad F (175 Grad C) vorheizen. Ein Backblech leicht einfetten.

Schritt 2

Kombinieren Sie Kokosnusszucker, Kokosöl, Backpulver und Salz in einer großen Schüssel. Mit einem Handmixer glatt rühren. Mandelmehl, Eier und Vanilleextrakt hinzufügen. Den Teig auf mittlerer Stufe schlagen und dabei den Boden und die Seiten der Schüssel abkratzen, bis er gut vermischt ist, etwa 1 Minute.

Schritt 3

Schokoladenstückchen unter den Teig heben. Fetten Sie Ihre Handflächen leicht mit Kokosöl ein; Geben Sie mehrere Esslöffel Teig auf das Backblech.

Schritt 4

Im vorgeheizten Ofen 10 bis 12 Minuten goldbraun backen. Auf dem Backblech ca. 10 Minuten abkühlen lassen.

Nährwertangaben

Pro Portion: 139 Kalorien; Protein 3g; Kohlenhydrate 11,2 g; Fett 9,9 g; Cholesterin 15,5 mg; Natrium 36,2 mg.

Kokosnussöl-Milch-Schokoladen-Haferkekse

Zusammenfassung des Rezepts

Vorbereitung: 15 Minuten

Kochen: 12 Min

Gesamt: 27 Min

Portionen: 12

Ausbeute: 1 Dutzend

Zutaten

- Inhaltsstoffecheck
- ⅓ Tasse Kokosnussöl
- ¼ Tasse brauner Zucker
- ¼ Tasse weißer Zucker
- 1 Ei
- 1 Teelöffel Vanilleextrakt
- 1 ½ Tassen Allzweckmehl

- ½ Teelöffel Backpulver

- ½ Teelöffel Salz

- ½ Tasse Milchschokoladenstückchen

- ¼ Tasse altmodischer Hafer

Richtungen

Schritt 1

Den Ofen auf 325 Grad F (165 Grad C) vorheizen. Ein Backblech mit Pergamentpapier auslegen.

Schritt 2

Kombinieren Sie Kokosnussöl, braunen Zucker und weißen Zucker in einer großen Schüssel. Mit einem Elektromixer cremig schlagen. Ei und Vanilleextrakt unterrühren.

Schritt 3

Mehl, Backpulver und Salz in einer Schüssel vermischen. Nach und nach unter die Kokosnussöl-Mischung schlagen, bis alles gut vermischt ist. Schokoladenstückchen und Haferflocken unter den Teig heben.

Schritt 4

Rollen Sie 2 Esslöffel Teig zu einer Kugel. Auf das vorbereitete Backblech legen. Wiederholen Sie den Vorgang mit dem restlichen Teig und lassen Sie die Kugeln etwa 5 cm voneinander entfernt.

Schritt 5

Im vorgeheizten Ofen backen, bis die Kekse auf der Unterseite goldbraun sind, 12 bis 14 Minuten.

Nährwertangaben

Pro Portion: 193 Kalorien; Protein 2,8 g; Kohlenhydrate 26g; Fett 9,1 g; Cholesterin 17,8 mg; Natrium 168,6 mg.

ABSCHLUSS

Prostatakrebs wird am häufigsten in vier Stadien eingeteilt, basierend auf dem TNM-System des American Joint Committee on Cancer. Höhere Stadien des Krebses sind weiter fortgeschritten als niedrigere Stadien. Wenn Sie wissen, in welchem Stadium sich Ihr Krebs befindet, kann Ihr Arzt die besten Behandlungsoptionen für Sie bestimmen. Prostatakrebs hat eine sehr hohe Überlebensrate, wenn er frühzeitig erkannt wird. Der Besuch Ihres Arztes zur regelmäßigen Vorsorgeuntersuchung ist entscheidend für die Erkennung von Prostatakrebs im Frühstadium. Untersuchungen zeigen jedoch, dass bestimmte gesunde Ernährungsmuster, wie z. B. eine mediterrane Ernährung und eine pflanzliche Ernährung, möglicherweise b Nützlich für Patienten mit Prostatakrebs, da es dazu beiträgt, das Fortschreiten und die Sterblichkeit der Krankheit zu verringern. Eine gesunde Ernährung ist zwar vorteilhaft, sollte jedoch niemals eine medizinische Intervention oder Überwachung bei der Behandlung von Krebs ersetzen.